BEI GRIN MACHT SICH IHR WISSEN BEZAHLT

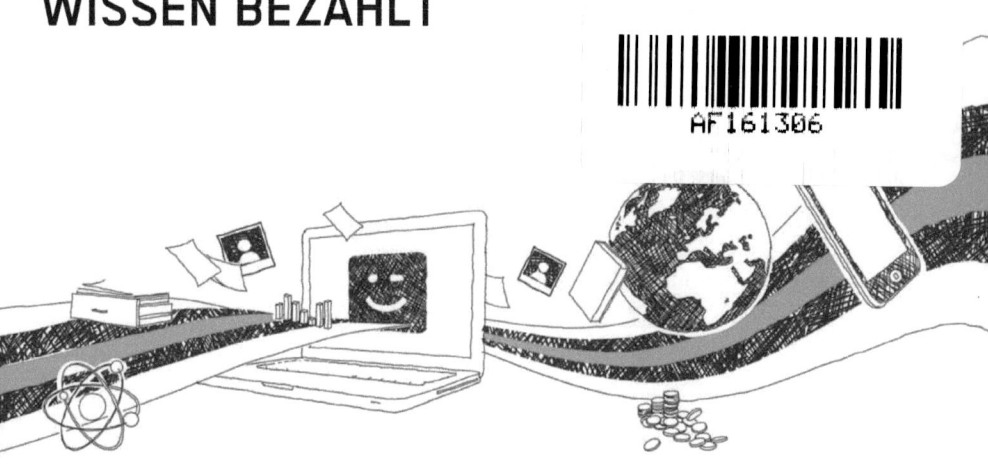

- Wir veröffentlichen Ihre Hausarbeit, Bachelor- und Masterarbeit

- Ihr eigenes eBook und Buch - weltweit in allen wichtigen Shops

- Verdienen Sie an jedem Verkauf

Jetzt bei www.GRIN.com hochladen und kostenlos publizieren

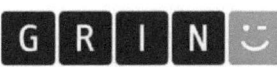

Bibliografische Information der Deutschen Nationalbibliothek:

Die Deutsche Bibliothek verzeichnet diese Publikation in der Deutschen Nationalbibliografie; detaillierte bibliografische Daten sind im Internet über http://dnb.d-nb.de/ abrufbar.

Dieses Werk sowie alle darin enthaltenen einzelnen Beiträge und Abbildungen sind urheberrechtlich geschützt. Jede Verwertung, die nicht ausdrücklich vom Urheberrechtsschutz zugelassen ist, bedarf der vorherigen Zustimmung des Verlages. Das gilt insbesondere für Vervielfältigungen, Bearbeitungen, Übersetzungen, Mikroverfilmungen, Auswertungen durch Datenbanken und für die Einspeicherung und Verarbeitung in elektronische Systeme. Alle Rechte, auch die des auszugsweisen Nachdrucks, der fotomechanischen Wiedergabe (einschließlich Mikrokopie) sowie der Auswertung durch Datenbanken oder ähnliche Einrichtungen, vorbehalten.

Impressum:

Copyright © 2015 GRIN Verlag, Open Publishing GmbH
Druck und Bindung: Books on Demand GmbH, Norderstedt Germany
ISBN: 978-3-668-08181-9

Dieses Buch bei GRIN:

http://www.grin.com/de/e-book/309874/die-diskussion-um-die-flaechendeckende-masernimpfung-historischer-ueberblick

Julia Meerkamp

**Die Diskussion um die flächendeckende Masernimpfung.
Historischer Überblick und aktuelle Debatte**

GRIN Verlag

GRIN - Your knowledge has value

Der GRIN Verlag publiziert seit 1998 wissenschaftliche Arbeiten von Studenten, Hochschullehrern und anderen Akademikern als eBook und gedrucktes Buch. Die Verlagswebsite www.grin.com ist die ideale Plattform zur Veröffentlichung von Hausarbeiten, Abschlussarbeiten, wissenschaftlichen Aufsätzen, Dissertationen und Fachbüchern.

Besuchen Sie uns im Internet:

http://www.grin.com/

http://www.facebook.com/grincom

http://www.twitter.com/grin_com

Diploma-Hochschule

University of Applied Sciences

Studiengang Medizinalfachberufe

Hausarbeit im Fach Gesundheitspolitik

Thema

Die flächendeckende Masernimpfung als gesundheitspolitische Maßnahme

-Eine kontroverse Diskussion-

Vorgelegt von:	Julia Meerkamp
Bearbeitungszeit:	8 Wochen
Abgabe:	11.07.2015

Inhaltsverzeichnis

1 EINLEITUNG 1
2 MASERN 1
    2.1 Infektionsweg 1
    2.2 Symptome 2
    2.3 Therapie 3
    2.4 Komplikationen 3
    2.5 Positive Effekte der Masernerkrankung 5
3 MASERN-IMPFUNG 6
    3.1 Allgemein 6
    3.2 Komplikationen 7
4 MASERN IM GESCHICHTLICHEN WANDEL 8
    4.1 Das Krankheitsimage 8
    4.2 Impfpflicht 9
    4.3 Herdenschutz und Impfquote 10
    4.4 Verschiebung des Infektionsalters 12
5 ZUSAMMENFÜHRUNG 14
LITERATURVERZEICHNIS 17
ABBILDUNGSVERZEICHNIS 19

1 Einleitung

Die Masernausbrüche der vergangenen Jahre in Deutschland führen ganz aktuell wieder zu Diskussionen um die mögliche Gefahr, die von dieser Krankheit ausgeht, und um die Einführung einer Impfpflicht. So lautet die Titelschlagzeile der Tageszeitung WAZ vom 17.06.2015: „Verzicht auf Impfplicht: Ärzte warnen vor Risiken". Der Frage wie groß diese Gefährdung der Bevölkerung durch Masern ist und welche Möglichkeiten denkbar sind, um der Erkrankung zu begegnen, soll in der vorliegende Arbeit anhand einer Literaturrecherche nachgegangen werden. Um die emotional aufgeladene Situation auf die reine Faktenlage zu reduzieren, soll zunächst der aktuelle, medizinische Wissensstand zur Masernkrankheit dargestellt werden, um anschließend die Impfung und den geschichtlichen Verlauf der Erkrankung näher zu beleuchten. Grundlage dieser Darstellung ist die zurzeit maßgebliche und aktuelle schulmedizinischen und alternativmedizinische Literatur, aber auch Veröffentlichungen des Robert-Koch-Institutes, der für Gesundheit zuständigen Behörde der Bundesregierung, und Schriften der Weltgesundheitsorganisation. Der Schlussteil der Arbeit befasst sich mit einer kritischen Zusammenführung dieser Komponenten.

2 Masern

2.1 Infektionsweg

Die Masern sind eine durch Viren ausgelöste humanpathogene Erkrankung, die durch Tröpfcheninfektion von erkrankten oder akut infizierten Menschen und durch mit dem Virus verunreinigte Gegenstände Verbreitung findet.[1] Das Virus ist äußerst instabil und empfindlich gegenüber Sauerstoff, Hitze, Kälte, Fettlösungs- und Desinfektionsmitteln. An der Luft kann es nur kurze Zeit überleben.[2]

Da es sich um einen aerogenen Infektionsweg handelt, zählen die Masern zu einer der ansteckensten und somit bekanntesten Viruserkrankungen weltweit.[3] Die Viren gelangen durch die Epithelzellen der Schleimhaut der oberen Atemwege in den Körper und vermehren sich dort in den lokalen Lymphknoten, von denen sie sich nach ca. 48

---

[1] Vgl. Hofmann 2011, S. 57
[2] Vgl. Vetter 1994, S. 34
[3] Vgl. Doerfler 2002, S.89

Stunden über die Blutbahn im Körper ausbreiten.[4] Die Inkubationszeit liegt nach Pschyrembel[5] zwischen 10 und 14 Tagen, wobei die Ansteckungszeit schon 1-2 Tage vor Auftreten der ersten Krankheitszeichen beginnt und dann endet, wenn der gesamte Körper mit einem Exanthem bedeckt ist.

2.2 Symptome

Die ersten Anzeichen der Maserninfektion im sogenannten Prodromalstadium, welches 3 bis 5 Tage andauert, sind uncharakteristische katarrhalische Erscheinungen der oberen Atemwege, Rhinitis (Schnupfen), Konjunktivitis (Bindehautentzündung), Pharyngitis (Rachenentzündung) und Bronchitis. Im Bereich der Wangenschleimhaut finden sich kleine, weiße sogenannte Koplick-Flecken, die sich bei ausgeprägtem Verlauf auf die gesamte Schleimhaut ausdehnen können.[6] Im anschließenden ca. 3-tägigen Exanthemstadium kommt es nach kurzem Rückgang des Fiebers zu erneutem Temperaturanstieg bis zu 40°C und dem typischen Masernexanthem, das sich hinter den Ohren beginnend über Hals, Gesicht, Schultern, Rumpf und Extremitäten ausbreitet. Diese rosa- bis violett-roten, meist follikulär betonten Effloreszenzen können bis zu hirsekorngroßen, wassergefüllten Blasen anschwellen. Nach Abklingen des Ausschlags und rascher Entfieberung beginnt die Rekonvaleszenzphase, in der es zu pityiasiformer (kleieartig) Schuppung der gesamten Haut mit Ausnahme der Hände und Füße kommt.[7] Bei 10 bis 20 Prozent der Betroffenen kommt es zu einem dritten Fieberanstieg und damit verbunden zu mehr oder minder schweren Komplikationen.[8] Masern befallen außerdem nur den Menschen und hinterlassen in einem einmal Infizierten eine lebenslange Immunität.[9]

---

[4]Vgl. Hannack und Kletzki 2007, S. 201f
[5]Vgl. Pschyrembel und Arnold 2014
[6]Vgl. Wedlich 2014, S. 4
[7]Vgl. Pschyrembel und Arnold 2014
[8]Vgl. Hofmann 2007, S. 123
[9]Vgl. Vetter 1994, S. 81

2.3 Therapie

Im Pschyrembel wird zur Therapie geschrieben, dass sie symptomatisch und bei bakterieller Sekundärinfektion mit Antibiotika vollzogen werden soll.[10] Das Robert-Koch-Institut beschreibt die Akutbehandlung im Merkblatt für Ärzte wie folgt: *„Erkrankte Personen sollten in der akuten Krankheitsphase Bettruhe einhalten. Eine spezifische antivirale Therapie gibt es nicht. Die symptomatische Therapie ist abhängig von den Organmanifestationen. Neben fiebersenkenden Medikamenten und Hustenmitteln ist bei bakteriellen Superinfektionen, z.B. Otitis Media und Pneumonie, eine antibiotische Therapie indiziert."*[11]

2.4 Komplikationen

Während der Ausbreitung des Virus im Blut des Infizierten, wodurch es zu den oben genannten Symptomen kommt, mobilisiert der Körper seine Abwehrkräfte, um dem Masernvirus entgegen zu wirken. Dennoch kann es durch den globalen viralen Befall zu einer vorübergehenden Immunsuppression kommen, welche bakterielle Infektionen nach sich ziehen kann. Meist werden in der zweiten Krankheitswoche Antikörper gegen das Masernvirus gebildet, so dass diese das Immunsystem nicht mehr hemmen können und der menschliche Organismus sich ohne bleibende Schäden erholen kann. In einigen Fällen treten jedoch durch sekundäre Infektionen, deren relative Häufigkeit in der Fachliteratur variiert und deren Ausprägung mit zunehmendem Alter des Betroffenen steigt, folgende Komplikationen auf[12]:

2.4.1 Masernotitis

Eine Mittelohrentzündung (Otitis Media), die infolge einer durch Masern hervorgerufenen Sekundärinfektion entsteht und mit purulenter Mastoiditis (Entzündung eines Knochens hinter dem Ohr) einhergeht[13]. Hier werden Wahrscheinlichkeiten zwischen 5-15% bei Tischer und Siedler[14] und 11% beim Robert-Koch-Institut[15] angegeben.

---

[10]Vgl. Pschyrembel und Arnold 2014
[11] Robert-Koch-Institut 2014b
[12]Vgl. Doerfler 2002, S, 87f
[13]Vgl. Pschyrembel und Arnold 2014
[14]Vgl. Tischer und Siedler 2002, S. 1078
[15]Vgl. Robert-Koch-Institut 2000, S. 297

2.4.2 Pneumonie

Hierbei handelt es sich um eine akut oder chronisch verlaufende Entzündung des Lungengewebes, welche charakterisiert ist durch starken Husten, Dyspnoe (Atemnot), eitrigen Auswurf und erhöhten Puls.[16] Das Robert-Koch-Institut hat Pneumonie und Erkrankungen des unteren Respirationstraktes zusammengefasst und dafür eine Häufigkeit des Auftretens von 18% angegeben.[17]

2.4.3 Enzephalitis

Laut Doerfler[18] tritt diese Hirnentzündung bei 1 von 3000 Betroffenen auf und etwa 15 Prozent der Enzephalitis-Fälle verlaufen tödlich. Bei den Überlebenden kann es zu Schäden kommen. Andere Autoren geben Zahlen für eine Enzephalitis nach Masern zwischen 1:15.000 bei unter 4-jährigen und 1:2.500 bei über 10-jährigen Kindern an.[19] Aufgrund der großen Varianz der Zahlen lässt sich hier keine eindeutige, aber zumindest eine altersabhängige Auftretenswahrscheinlichkeit festhalten. Die Symptome Kopfschmerzen, Nackensteifheit, Erbrechen und Bewusstseinsstörungen bis hin zum Koma und neurologischen Störungen werden jedoch in der Fachliteratur einheitlich beschrieben.[20][21]

2.4.4 SSPE

Bei der subakuten sklerosierenden Panenzephalitis (SSPE) handelt es sich wie Berkow[22] schreibt, um die schwerste bekannte Spätkomplikation einer zuvor durchlebten Maserninfektion. Wie er weiter formuliert, verbleibt das Virus über längere Zeit im Gehirn ohne Störungen zu verursachen, kann aber aus noch ungeklärter Ursache Jahre nach der Infektion reaktiviert werden und die SSPE auslösen. Diese verursacht eine degenerative Entzündung des Gehirns mit schleichendem Verlauf, der zu neurologischen Ausfällen, zum Koma und darauf folgend zum Tode führt.[23] Auf der Webseite des Robert-Koch-Institutes, der zuständigen Bundesbehörde, werden folgende Angabe zur Erkrankungswahrscheinlichkeit gemacht: *„Nach Literaturangaben kommt*

---

[16] Vgl. Wedlich 2014, S. 7
[17] Vgl. Robert-Koch-Institut 2000, S. 297
[18] Vgl. Doerfler 2002, S. 90
[19] Vgl. Schaad 1997
[20] Vgl. Wedlich 2014, S. 5
[21] Vgl. Pschyrembel 1998, S. 436
[22] Vgl. Berkow 1999, S. 1264
[23] Vgl. Hofmann 2007, S. 125

es durchschnittlich zu 4-11 SSPE-Fällen pro 100.000 Masernerkrankungen, wobei das Risiko bei Maserninfektion in den ersten 4 Lebensjahren am größten eingeschätzt wird."[24] Ein Problem dieser Zahlen ist, so formuliert es Tolzin[25], die Dunkelziffer derjenigen, die an Masern erkranken, die jedoch keinen Arzt aufsuchen, somit nicht in die Statistik fallen und die Wahrscheinlichkeitsangaben einer SSPE-Erkrankung erhöhen.

2.4.5 Pharyngitis
Eine Pharyngitis ist eine Entzündung der Rachenschleimhaut, die in Folge eines Virusinfektes der oberen Atemwege auftritt. Sie äußert sich in Schluckbeschwerden, Kratzen und Brennen im Hals und bei Kindern kann Fieber hinzukommen.[26]

2.4.6 Appendizitis
Die Apendizitis ist eine Entzündung des Wurmfortsatzes, der am Blinddarm hängt. Dieser spielt möglicherweise eine Rolle für das Immunsystem, ist aber kein lebenswichtiges Organ und kann operativ entfernt werden.[27]

2.4.7 Colitis
Eine Colitis ist eine Dickdarmentzündung durch bakterielle Besiedlung, die mit Durchfall, Bauchschmerzen und Fieber einhergeht.[28]

2.4.8 Peri- und Myokarditis
Hierbei handelt es sich um eine Herzaußenhautentzündung und Herzmuskelentzündung. Sie kann zu Herzgeräuschen und Herzversagen führen.

2.4.9 Hepatitis
Dies ist eine virale Entzündung der Leber, die durch eines der 5 Hepatitis-Viren ausgelöst wird.[29]

2.5 Positive Effekte der Masernerkrankung
Wie schon erwähnt, gibt es keine direkte Maserntherapie. Die auftretenden Sekundärinfektionen und die typischen Masernsymptome werden aber mit verschiedenen

---

[24] Vgl. Robert-Koch-Institut 2014b
[25] Vgl. Tolzin 2013, S. 46
[26] Vgl. Piotrowski-Manz 2004, S.99
[27] Vgl. Berkow 1999, S. 543f
[28] Vgl. Berkow 1999, S. 529
[29] Vgl. Berkow 1999, S.566f

schulmedizinischen Medikationen, wie Antibiotika, Antipyretica oder Fiebersenkern, behandelt.

Der Arzt Dr. Bob C. Witsenburg stellt diese Therapie in Frage, da er in einem Hospital in Ghana feststellte, dass die Kinder die günstigsten Prognosen aufwiesen, bei denen die Masern hochfiebernd und heftig verliefen. Die Ergebnisse wurden 1992 in „Der Merkurstab", einer Zeitschrift anthroposophischer Ärzte in Deutschland, veröffentlicht und belegen die Theorie, dass die Gabe von Medikamenten den Krankheitsverlauf negativ beeinflussen kann.[30]

Im Jahre 1999 beschäftigt sich der Kinderarzt Dr. med. Karl-Reinhard Kummer wie schon in einer 1992 vorgenommenen Untersuchung mit Hilfe einer praxisübergreifenden Studie mit dem Verlauf der Masern und ihren Folgen. Bei 82,8% der Patienten betrug die Fieberhöhe mehr als 39°C und bei nur 2,5% der Kinder wurden stark wirksame, schulmedizinische Medikamente eingesetzt. Es traten lediglich leichte Komplikationen wie Otitis media (9%), Pneumonie (2,2%) und Asthma (0,7%) auf. Nach Abklingen der Erkrankung gaben Dreiviertel der Eltern an, dass sich die sprachliche, seelische oder motorische Entwicklung der Kinder verbessert habe.[31]

3 Masern-Impfung

3.1 Allgemein

Eine Impfung dient dazu, dem Organismus ohne Durchstehen der Erkrankung Immunität gegenüber einem Krankheitserreger zu verschaffen. Laut Wedlich sieht die World Health Organization (WHO) hierbei sowohl den Individualschutz als auch den Kollektivschutz, welcher bei entsprechender Durchimpfungsquote eine Zirkulation des Virus in der Bevölkerung unterbricht, im Vordergrund.32

Bei der Masernimpfung wird ein Lebendimpfstoff injiziert, der vermehrungsfähige aber hinsichtlich der krankmachenden Eigenschaften abgeschwächte Erreger beinhaltet, wie Störike erklärt.[33] Dies führt zu einer Erhöhung des Antikörperspiegels (Titer) im Blut, der nach Aussage des Robert-Koch-Institutes, eine Ersatzmessgröße für die Immunität darstellt. Diese „*...Messgröße für den Impfschutz*", so schreibt Tolzin, ist „*nicht

---

[30]Vgl. Witsenburg 1992, S. 177-180
[31]Vgl. Kummer 1999, S. 369
[32]Vgl. Wedlich 2014, S. 4
[33]Vgl. Störike 2002, S. 10f

notwendigerweise dieselbe (...), die eine Infektion verhindert. Titer über 200 mIU/ml nach der (Masern-) Impfung schützen vor einer Infektion, während Titer zwischen 120 und 200 mIU/ml gegen klinische Krankheitszeichen, aber nicht gegen eine Infektion schützen." [34] Da es also trotz Impfungen und somit einem erhöhten Titer vereinzelt zum Krankheitsausbruch kommt und es keine Studien gibt, die nach Auffassung des Autors den Zusammenhang zwischen dem Gesundheitszustand und der Höhe des Antikörperspiegels langfristig dokumentieren, ist dieser als nicht eindeutig anzusehen. Festzuhalten ist auch, so schreibt Tolzin in dem gleichen Artikel, dass eine Ansteckung durch Geimpfte möglich ist.

3.2 Komplikationen

Im Dezember 2014 musste das Paul-Ehrlich-Institut (PEI), das Bundesinstitut für Impfstoffe und biomedizinische Arzneimittel, im Bundesgesundheitsblatt von Dezember 2004 (S. 1161) bekennen, dass das Ausmaß der unerwünschten Impfnebenwirkungen unbekannt ist, obwohl es seit 2001 eine im Infektionsschutzgesetz festgehaltene Meldepflicht für Verdachtsfälle von ungewöhnlichen Impfreaktionen gibt. Die Angaben über Schwere und Häufigkeit der Impfnebenwirkungen stammen lediglich aus den Zulassungsstudien der Hersteller.[35] Nach Literaturangaben von Vetter[36] sind Rötung, Schwellung und Schmerzen an der Impfstelle sowie eine Temperaturerhöhung, Mattigkeit und Kopfschmerzen die einzigen Komplikationen der Masernimpfung. Hofmann[37] führt noch Magen-Darm-Erscheinungen, einen schwachen Ausschlag 1-4 Wochen nach der Impfung sowie in seltenen Fällen Fieberkrämpfe oder allergische Reaktionen als Komplikationen der Masernimpfung an.

Es finden noch weitere Komplikationen in der Literatur Erwähnung, die nicht als gesichert bezeichnet werden können und dennoch Einfluss nehmen auf das gesellschaftliche Image der Masernimpfung. Daher werden sie im Folgenden kurz erläutert.

1998 veröffentlichte die medizinische Fachzeitschrift „The Lancet" eine Studie von Dr. Andrew J. Wakefield, die einen Zusammenhang zwischen autistischen Störungen und

---

[34]Tolzin 2006a, S. 5
[35]Tolzin 2006b, S. 6
[36]Vgl. Vetter 1994, S. 129
[37]Vgl. Hofmann 2007, S. 126f

chronischen Darminfektionen in Zusammenhang mit der Masernimpfung feststellte. Autismus als direkte Komplikation der Impfung konnte jedoch bisher nicht nachgewiesen werden und die Studie musste zurückgezogen werden.[38]
Eine Zunahme von Allergien kann seit Einführung der Masernimpfung verzeichnet werden und dies verstärkt in Haushalten mit schulmedizinischer Versorgung, in denen Impfungen stattfinden und weniger in anthroposophisch geprägten Gemeinschaften mit geringerer Impfbereitschaft.

4 Masern im geschichtlichen Wandel

Die Masern werden von einem relativ „jungen" Virus hervorgerufen, das etwa seit dem 18 Jhd. epidemieartig Verbreitung findet und an die moderne Zivilisation angepasst ist. Daher profitiert das Masernvirus von der hohen Mobilität der modernen Gesellschaft, in der es immer neue, nicht immune Wirte besiedeln kann, um weiter zu existieren.[39]

4.1 Das Krankheitsimage

Die Masern galten lange Zeit als Kinderkrankheit, die noch in den achtziger Jahren in Hörspielen von Benjamin Blümchen[40], Kinderbüchern wie „Das Monster hat Masern" von 1990[41] oder in dem Film „Planet der Klone" aus der Reihe Star Trek von 1989 als ungefährlich behandelt wurde. Der Vizepräsident des Bundesgesundheitsamtes und Leiter des Robert-Koch-Institutes Prof. Dr. med. Henneberg schrieb in einem Bei-

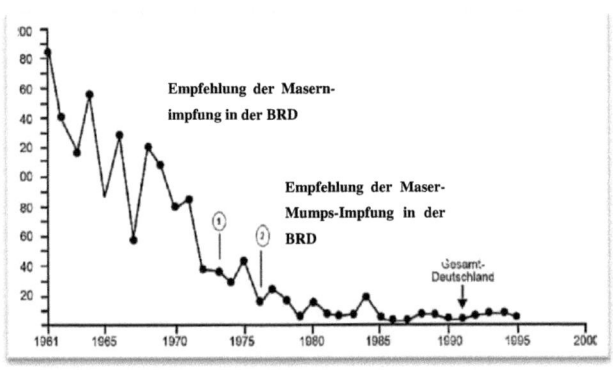

Abbildung 1: Maserntodesfälle in der BRD in den Jahren 1961-2000

---

[38]Vgl. Wakefield 2010
[39]Vgl. Vetter 1994, S. 80-82
[40]Vgl. Schleicher, Wolfgang, Fischer, Gisela 1988
[41]Vgl. Neuhaus und Schmechel 1990

trag des Bundesgesundheitsblattes 1962 (S. 55-58) als jährlich noch 170 Todesfälle durch Masern vermeldet wurden: „*Eine Impfung gegen Masern ist zur Zeit auch aus dem Grunde nicht ratsam, weil die Masern nur in seltenen Fällen, die therapeutisch behandelt werden können, gefährlich werden.*"[42] Dieses Krankheitsimage wurde in den folgenden Jahren von einem drastischen Rückgang der Todesfälle durch Maserninfektionen von 1961 bis 1995 unterstützt (siehe Abb. 1). Erst 1973 empfahl die STIKO (Ständige Impfkommission) die Masernimpfung in der BRD, um die Gesamtbevölkerung zu immunisieren, und 1976 die Kombinationsimpfung gegen Masern-Mumps-Röteln (MMR)[43], die stetig mehr Abnehmer fand und heute zwischen 79,5% (in Bremen) und 91,3% (in Brandenburg) der Bevölkerung der BRD geimpft sind.[44]

4.2 Impfpflicht

In der damaligen DDR wurde 1970 eine Masernimpfpflicht gesetzlich angeordnet. Aus Abbildung 2 wird deutlich, dass aus der sofortigen Immunisierung der Bevölkerung einedrastische Reduzierung der Masernerkrankungen resultierte.

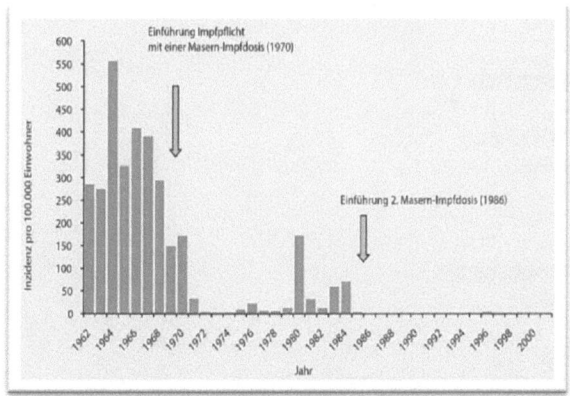

Abbildung 2: Häufigkeit von Masernneuerkrankungen pro 100.000 Einwohner in den Jahren 1962 bis 2000

---

[42]Bundesgesundheitsblatt 1962
[43]Vgl. Tischer und Siedler 2002, S. 1078f
[44]Vgl. Wedlich 2014, S. 20

Erst 10 Jahre später traten erneut Masernfälle auf. Da in diesem Jahr die Olympischen Spiele in Moskau stattfanden, wäre es denkbar, dass die isolierte Gesellschaft der DDR, in der das Virus keinen Wirt mehr finden konnte, durch Einreise in das Nachbarland und dortigen Kontakt mit Überträgern der Erkrankung das Masernvirus zurück in die DDR brachte und so diejenigen infizierte, bei denen durch die Impfung kein vollständiger Schutz entstanden oder bei denen aufgrund des Alters noch keine Impfung möglich war. Dennoch traten bis 2006, d.h. bis 16 Jahre nach der Aufhebung der Pflichtimpfung, die meisten Masernfälle in den westlichen Bundesländern auf[45], in denen es im Gegensatz zu den östlichen Bundesländern zu einer nur langsam steigenden Impfbereitschaft kam. Eine Impfpflicht gibt es in der BRD nicht, da sie mit dem Persönlichkeitsrecht, das im Grundgesetz Art. 2 Abs. 1 in Verbindung mit Art. 1 Abs. 1 verankert ist, nicht vereinbar wäre.

4.3 Herdenschutz und Impfquote

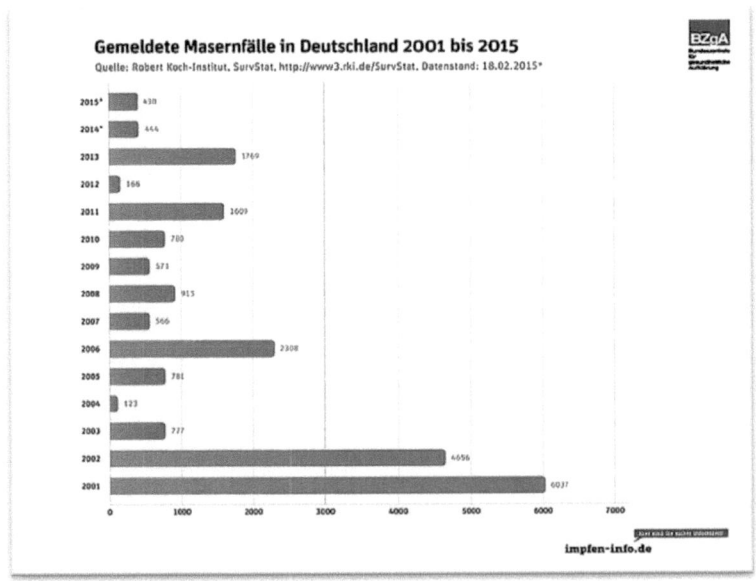

Abbildung 3: Gemeldete Masernfälle in der BRD in den Jahren 2001 bis 2015

---

[45]Robert Koch-Institut 2013, S. 491

Das Beispiel der DDR verdeutlicht den Herdenschutzeffekt, der durch eine größtenteils immune Gesellschaft einen indirekt Schutz für die Teile der Bevölkerung bietet, die nicht immunisiert sind.[46] Diese Umgebungsimmunität ist laut WHO jedoch erst ab einer Durchimpfungsrate von 95% und höher zu erwarten. So begründet die Weltgesundheitsorganisation (WHO) die Masernausbrüche in Deutschland, insbesondere in den Jahren 2001, 2002, 2011 und 2013 (siehe Abb. 3) mit einer unzureichenden Impfquote. 2001 wurden die meisten Masernfälle in Bayern und Nordrhein-Westfalen beobachtet. Betrachtet man die dortigen Impfraten, die bei 84% in Bayern und 82% in NRW unter dem von der WHO[47] angestrebten Wert von 95% liegen, scheint die Durchimpfungsquote tatsächlich mit der Maserninfektion zu korrelieren. Diese Korrelationshypothese hat die WHO als Basis genommen, um die Eliminierung der Masern mit Hilfe einer weltweiten Durchimpfungsquote der Bevölkerung von mehr als 95% bis zum Ende des zweiten Lebensjahres zu erreichen. Bis 2010 konnte dieses gesundheitspolitische Ziel in Deutschland nicht erreicht werden und wurde auf das Jahr 2015 verschoben.[48]

---

[46] Robert Koch-Institut 2013, S. 487
[47] Vgl. Tischer et al. 2002, S.1083
[48] Vgl. Wedlich 2014, S.13

4.4 Verschiebung des Infektionsalters

Die Aussage von Vetter[49] aus dem Jahr 1994, dass Masern als Kinderkrankheit bezeichnet werden, weil hauptsächlich Menschen im Kindergarten- und Grundschulalter von dieser Krankheit betroffen sind, ist nicht mehr gültig, da eine Verschiebung

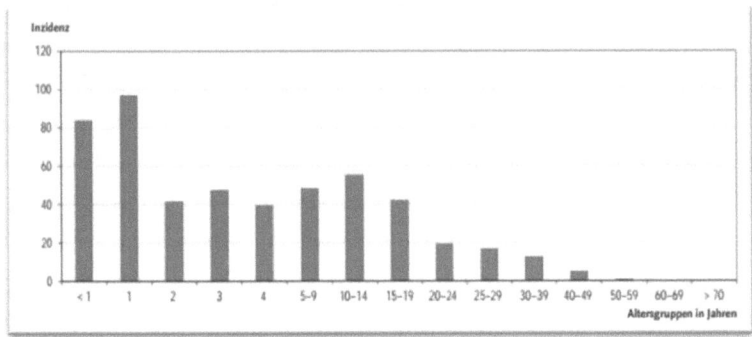

Abbildung 4: Mittlere altersgruppenspezifische Inzidenz der Masern pro 1.000.000 Einwohner in der BRD in den Jahren 2011 bis 2013

der Krankheit ins Säuglings- und Erwachsenenalter stattfindet, wie Erhebungen des Robert-Koch-Institutes belegen (Abb. 4). Damit steigt das Komplikationsrisiko. Der „Nestschutz" verleiht dem Baby in den ersten Lebensmonaten auch heute noch eine Grundimmunität durch Antikörper der Mutter, die während der Schwangerschaft durch den Blutkreislauf übertragen werden. Auch nach der Geburt erhält der Säugling durch die Muttermilch weitere Abwehrstoffe. Dieser Nestschutz ist jedoch bei Babys, deren Mütter eine Maserninfektion durchgemacht haben, von längerer Dauer als bei geimpften Müttern[50], was den Anstieg der Krankheitsfälle vor dem ersten Lebensjahr begründet. Das Robert-Koch-Institut weist darauf hin, dass geimpfte Mütter über niedrigere Antikörperspiegel verfügen als Mütter nach natürlich durchlebter Infektion. Aus diesem Grund hält die Leihimmunität, die diese ihren Kindern mitgeben, im Mittel weniger lange an und kann so potenziell nicht mehr den Zeitraum von Geburt bis zur ersten Masern-Impfung voll überbrücken, insbesondere dann nicht, wenn diese zu spät verabreicht wird. Außerdem führen die steigenden Impfquoten zu einem selteneren

---

[49] Vetter 1994, S. 79

[50] Vgl. Theill 2013, S. 108f

Kontakt mit dem Wildvirus und damit zum Nachlassen des natürlichen Boostereffekts bei den Müttern, der die Immunität konstant hält. Dies wiederum führt ebenfalls zum Absinken maternaler Antikörper-Titer und trägt zur Reduzierung des Nestschutzes bei Säuglingen bei.[51] Säuglinge sind demnach nur noch wenige Monate lang geschützt und die STIKO empfiehlt dennoch eine Grundimpfung erst mit 11-14 Monaten[52], da der kindliche Organismus vorher noch nicht ausgereift ist und mütterliche Antikörper die Bildung eigener Antikörper stören können. Bei zu früher Impfung wäre somit die Gefahr eines Impfversagens fünfmal höher als bei einer Immunisierung mit 15 Monaten. Daher wird eine weitere Impfung mit 15-23 Monaten empfohlen.[53]

Die Verschiebung der Infektionsrate ins Erwachsenenalter hat mehrere Gründe. Oftmals sind „*nach 1970 Geborene nicht immun, da sie nicht mehr die „Chance" einer Ansteckung bekamen* (durch immer größer werdende Durchimpfungsraten) – *und sich noch nicht impfen ließen.*"[54] Des Weiteren gibt es Menschen, bei denen die Einfachimpfung nicht zu einer ausreichenden Immunität geführt hat und die Zweitimpfung nicht durchgeführt wurde. Aber auch bei doppelter Impfung scheint entgegen der ursprünglichen Ansicht kein lebenslanger Schutz zu bestehen, wie Hirte anhand einer belgischen Studie erklärt. Hierzu untersuchte er Studenten, die in den letzten Jahren sicher keinen Masernkontakt hatten, impfte sie und fand heraus, dass durchschnittlich fünfzehn Jahre nach der MMR-Impfung bei nur 77 Prozent der zweimal Geimpften und bei 59 Prozent der einmal Geimpften schützende Antikörper vorhanden waren. Die verbleibenden 8 Prozent (der zweimal Geimpften) bzw. 22 Prozent (der einmal Geimpften) wiesen keinerlei messbare Antikörper mehr auf.[55]

---

[51]Vgl. Robert Koch-Institut 2013, S. 486
[52]Vgl. Robert Koch-Institut 2014a, S.307
[53]Vgl. Thomas Müller 2013
[54]Vgl. Eva Wolfangel 2013

[55]Hirte 2011, S. 256

5 Zusammenführung

Wie in der Einleitung angedeutet soll nun, nachdem die Masernerkrankung und die Impfung dagegen, ebenso wie die Komplikationen von beidem näher betrachtet worden sind, die Argumente für und gegen eine flächendeckende Masernimpfung gegeneinander abgewogen werden.

Masern galten in der Bevölkerung Deutschlands viele Jahre als harmlose Kinderkrankheit und wurden auch als solche behandelt. Erwachsene und Säuglinge waren von dieser hochinfektiösen Krankheit kaum betroffen, da Babys so lange vor einer Ansteckung geschützt waren, bis das kindliche Immunsystem die Viren selbständig bekämpfen konnte und Erwachsene hatten die Masern meist selber durchgestanden und eine eigene Immunität aufgebaut. Diese wurde durch regelmäßigen Kontakt mit dem Wildvirus, das weiterhin in der Bevölkerung vorhanden war, immer wieder aufgefrischt und der Masernschutz bestand ein Leben lang. Dieser natürliche Boostereffekt fehlt in stark durchgeimpften Gesellschaften, da das Masernvirus ohne einen entsprechenden Wirt nicht lange überleben kann und es kommt zu einem Nachlassen der Immunität je länger die Impfung zurückliegt. Da die Masern neben Deutschland auch in allen anderen Teilen der Erde auftreten können, fordert die Weltgesundheitsorganisation zur Eliminierung der Erkrankung, die Impfung der gesamten Weltbevölkerung. Die Ausrottung der Masern wäre denkbar, da nur Menschen von diesem Virus infiziert werden können und keine Zwischenwirte bekannt sind, in denen das Virus fortdauern könnte. Bei einer Durchimpfungsquote von mindestens 95% wären auch Säuglinge und Menschen, die nicht geimpft werden können z. B. wegen einer Immunschwäche, aufgrund des Herdenschutzes nicht von der Krankheit betroffen. Die globale Immunisierung würde zu einem Aussterben des Virus führen, weil es innerhalb seiner kurzen Lebensdauer keinen nicht immunen Menschen besiedeln könnte. Erschwert wird dieser theoretische Ansatz jedoch durch Impfverweigerer, Impfversager und die große Zahl der Menschen, die schwer oder gar nicht erreichbar sind, weil sie in Entwicklungsländern ohne Melderegister leben. Diese nicht unerhebliche Menge von Menschen bietet dem Virus die Möglichkeit des Fortbestandes.

Als bedrohlich ist weniger die Masernerkrankung an sich, sondern eher die mit der Impfung entstandene Verschiebung des Erkrankungsalters vom Kind zwischen 3 und 7 zum Säugling und Erwachsenen anzusehen, da so die Gefahr der Masern durch schwerere Komplikationen steigt. Seit mit der Impfung begonnen wurde, ist der Nestschutz kontinuierlich gesunken, so dass die Säuglinge durch weniger maternale Antikörper anfälliger sind zu erkranken. Würde die Impfung gegen Masern nun nicht mehr weiter empfohlen und immer mehr Menschen würden sich dagegen entscheiden, käme es, da das Masernvirus wieder mehr Wirte besiedeln könnte, sehr wahrscheinlich zu einem vorübergehend verstärkten Auftreten der Erkrankung bei Säuglingen, aber auch bei Erwachsene, die nicht geimpft wurden, die Masern aber auch nicht durchlebt haben oder deren Impfschutz durch fehlenden Boostereffekt nachgelassen hat. Diese Personengruppen sind jedoch auch die Teile der Bevölkerung, die für schwere Komplikationen am anfälligsten sind. Käme es zum Wegfall der Impfung, wäre es ethisch nicht vertretbar, wissentlich diese besonders risikoreichen Altersgruppen zumindest temporär zu gefährden.

Sicherlich wäre eine gesetzliche Pflichtimmunisierung wie sie in der DDR aufgrund der Fürsorgepflicht bestand sinnvoll zum Erreichen einer zügigen Durchimpfung und somit zur Eindämmung der Masern, aber diese stößt nicht nur global (durch Probleme bei der Durchführung) auf Hindernisse, sondern auch national. In Deutschland regt sich beispielsweise moralischer Widerstand wegen des Übergehens des Persönlichkeitsrechtes als Bestandteil des Grundgesetzes, welches jeden Bürger vor Eingriffen in die persönliche Lebenswelt schützt.

Die Frage, ob die Einführung der Impfempfehlung durch die Ständige Impfkommission notwendig war, ist im Hinblick auf die aktuelle Maserndiskussion, in einer Zeit, in der die Impfung schon Einzug gehalten hat, nicht von Bedeutung, da die entstandenen Veränderungen, nicht mehr umkehrbar sind. Dennoch soll der geschichtliche Verlauf der Erkrankung kurz betrachtet werden, um Erkenntnisse aus damaligen Entwicklungen zu ziehen und Denkanstöße für die zukünftige Masernpolitik zu geben.

Es ist festzustellen, dass es schon vor Veröffentlichung der Impfempfehlung 1973 zu einem starken Rückgang der Todesfälle von 180 Toten durch Masernkomplikationen im Jahr auf jährlich nur noch 40 kam. Dies könnte auf die besser werdenden Lebensumstände zur Zeit des Wirtschaftswunders zurückzuführen sein, die ein stabiles

Immunsystem durch eine bessere Ernährungssituation begünstigen.[56] Für diese Annahme spräche auch die immer noch hohe Masernsterblichkeit in Dritte-Welt-Länder, die in weiten Teilen von Nahrungsmangel und schlechten hygienischen Bedingungen geprägt sind. Daher sollte überlegt werden, die Meldepflicht, die bei Masern besteht, verstärkt zu überwachen, um die Betroffenen durch bessere Hygiene und Isolation, vor gefährlichen Sekundärinfektionen zu schützen und gleichzeitig die Ausbreitung des Virus einzudämmen. Des Weiteren wäre eine Auffrischungsimpfung nach einer bestimmten, noch zu ermittelnden Zahl von Jahren in Betracht zu ziehen, damit die Antikörperspiegel nicht wie in Studien festgestellt zu stark sinken und dann keinen Schutz mehr verleihen.

Langfristige Untersuchungen von unabhängigen Instituten zu Impfkomplikationen oder die Prüfung der Impfstoffzusammensetzung und ihren eventuellen Auswirkungen auf die Verträglichkeit könnten Ansatzpunkte für Verbesserungen der Masernimpfung sein.

Die Aufrechterhaltung der Impfempfehlung in der BRD ist in Kombination mit den genannten Maßnahmen weiterhin die sinnvollste Methode zur Eindämmung der Masern und vor allem deren Komplikationen. Die weltweite Durchimpfungsrate von über 95% sollte auch in den nächsten Jahren oberste Priorität in der Masernpolitik haben.

---

[56] Vgl. Berkow 1999, S. 808-812

Literaturverzeichnis

Berkow, Robert (Hg.) (1999): MSD Manual Handbuch Gesundheit. Unter Mitarbeit von Mark H. Beers. München: Mosaik Verlag in der Verlagsgruppe Bertelsmann.

Bundesgesundheitsblatt (1962): Schutzimpfungen.

Doerfler, Walter (2002): Viren. Frankfurt am Main: Fischer Taschenbuch Verlag.

Eva Wolfangel (2013): Deutschland sucht die Impfverweigerer, 09.07.2013.

Hannack, G.-A. von; Kletzki, Berthold (Hg.) (2007): Kinder- und Jugendmedizin. Infektionskrankheiten. Unter Mitarbeit von Belohradsky, B. H., Weiß, M. 13. Aufl. Berlin Heidelberg: Springer.

Hirte, Martin (2011): Impfen - Pro & Contra. Das Handbuch für die individuelle Impfentscheidung. Komplett überarb. und aktualisierte Neuausg. München: Droemer Knaur (MensSana, 87403).

Hofmann, Friedrich (2007): Impfen. Der aktuelle Wegweiser. München: Knaur.

Hofmann, Friedrich (2011): Impfen. Wissen, was stimmt. Freiburg im Breisgau: Herder GmbH.

Kummer, Karl-Reinhard (1999): 1001mal Masern: Ergebnisse einer praxisübergreifenden Studie. In: *Der Merkurstab* (6), zuletzt geprüft am 21.06.2015.

Neuhaus, Klaus; Schmechel, Ingrid (1990): Das Monster hat Masern: Patmos Verlag.

Piotrowski-Manz, Hedwig (2004): Die Kunst des Schröpfens. Basiswissen und Praxis. 3., durchges. Aufl. Stuttgart: Sonntag.

Pschyrembel. Klinisches Wörterbuch (1998). 258. Aufl. Berlin: de Gruyter.

Pschyrembel, Willibald; Arnold, Ulrike (Hg.) (2014): Pschyrembel Klinisches Wörterbuch 2015. 266., aktualisierte Aufl. Berlin: de Gruyter.

Robert Koch-Institut (2013): Aktuelle Epidemiologie und Impfquote - Wer erkrankt in Deutschland an Masern? Epidemiologisches Bulletin Nr. 48/2013.

Robert Koch-Institut (2014a): Impfkalender. Epidemiologischer Bulletin 34/2014.

Robert-Koch-Institut (2000): Vorbereitung auf die Influenza: Start der Impfaktion 2000. Epidemiologisches Bulletin 37/2000, zuletzt geprüft am 26.05.2015.

Robert-Koch-Institut (2014b): Ratgeber für Ärzte. Masern. Hg. v. RKI, zuletzt geprüft am 21.05.2015.

Schaad, U. (1997): Pädiatrische Infektiologie. 2. Aufl. München: Hans Marseille.

Schleicher, Wolfgang, Fischer, Gisela (1988): Benjamin Blümchen als Kinderarzt. Hörspielkassette: Pestalozzi-Verlag.

Störike, Anja (2002): Impfen-ja oder nein? Wem was hilft. München: Falken.

Theill, Carl-Friedrich (2013): Impfen. Die richtige Strategie. Berlin: Stiftung Warentest.

Thomas Müller (2013). Quelle: springermedizin.de basierend auf: Defay, F. et al. Measles in, publiziert, 30.11.2013, 2013.

Tischer, A.; Siedler, A. (2002): Ergebnisse des bundesweiten laborgestützten Masernsentinels. In: *Monatsschrift Kinderheilkunde* (9), S. 1078ff.

Tischer, A.; Siedler, A.; Santibanez, S.; Grüber, A.; Rasch, G. (2002): Sind Masern in Deutschland noch ein Problem? Ergebnisse des bundesweiten laborgestützten Masernsentinels (9).

Tolzin, Hans U.P. (2006a). In: *impf-report* (18/19).

Tolzin, Hans U.P. (Hg.) (2006b): Angst vor Masern. Die Widersprüche in der offiziellen Masern-Politik. *impf-report* (18/19). Augsburg: Tolzin Verlag.

Tolzin, Hans U.P. (Hg.) (2013): Unterrichtsausschlüsse bei Masern. *impf-report* (99). Herrenberg: Tolzin Verlag.

Vetter, Christine (1994): Viren. Harmlos bis tödlich. Stuttgart: Georg Thieme Verlag.

Wakefield, Andrew J. (2010): Callous disregard. Autism and vaccines -- the truth behind a tragedy. New York: Skyhorse Pub.

Wedlich, Sven (2014): Nationale Präventionsmaßnahmen zur Erreichung des WHO-Impfziels bei Masern. Halle (Saale) (Schriftenreihe Medizin - Ethik - Recht).

Witsenburg, Bob (1992): Masern-Sterblichkeit und Therapie. In: *Der Merkurstab* (Mai/Juni), zuletzt geprüft am 21.06.2015.

Abbildungsverzeichnis

Abbildung 1: Quelle: Statistisches Bundesamt, Buchwald, S. 133

Abbildung 2: Wichmann, O., Ultsch, B., Effektivität, Populationseffekte und Gesundheitsökonomie der Impfung gegen Masern und Röteln, Bundesgesundheitsblatt 2013, Springer Verlag Heidelberg, online publiziert: 30.08.2013

Abbildung 3: RKI, SurvStat, http://www3.rki.de/SurvStat, Datenstand 18.02.2015

Abbildung 4: Quelle: Epidemiologisches Bulletin, RKI, Nr. 48, S. 487, 02.12.2013

BEI GRIN MACHT SICH IHR WISSEN BEZAHLT

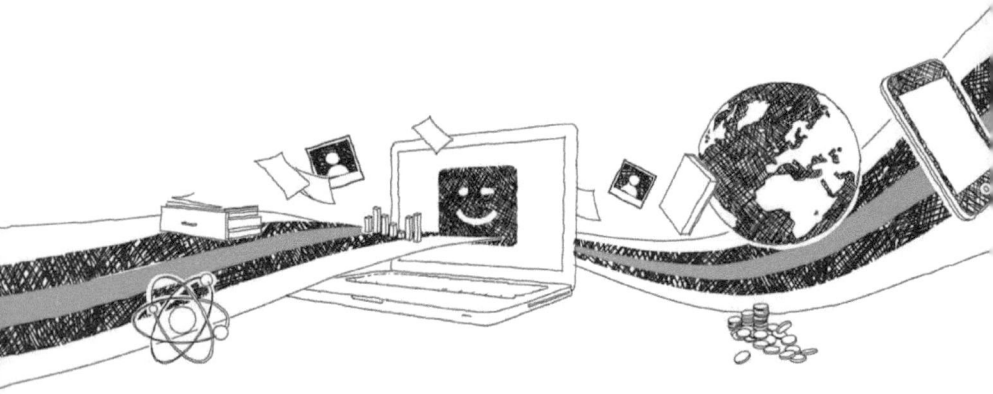

- Wir veröffentlichen Ihre Hausarbeit, Bachelor- und Masterarbeit

- Ihr eigenes eBook und Buch - weltweit in allen wichtigen Shops

- Verdienen Sie an jedem Verkauf

Jetzt bei www.GRIN.com hochladen und kostenlos publizieren

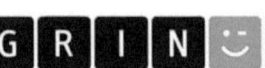